LA BIÈRE

—

CHIMIE DE SA FABRICATION

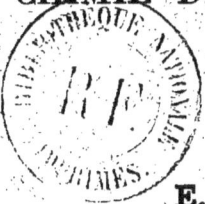

PAR

E. FALLOURD

PHARMACIEN DE Iʳᵉ CLASSE

Ex-interne des hôpitaux de Nantes
Ex-préparateur de physique, d'histoire naturelle et de matière médicale
à l'École de plein exercice de médecine et de pharmacie de Nantes
Prix de pharmacie (1892)
Prix de travaux pratiques (1892)

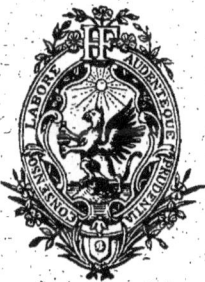

MONTPELLIER
IMPRIMERIE CENTRALE DU MIDI
(HAMELIN FRÈRES)
—
1894

LA BIÈRE

CHIMIE DE SA FABRICATION

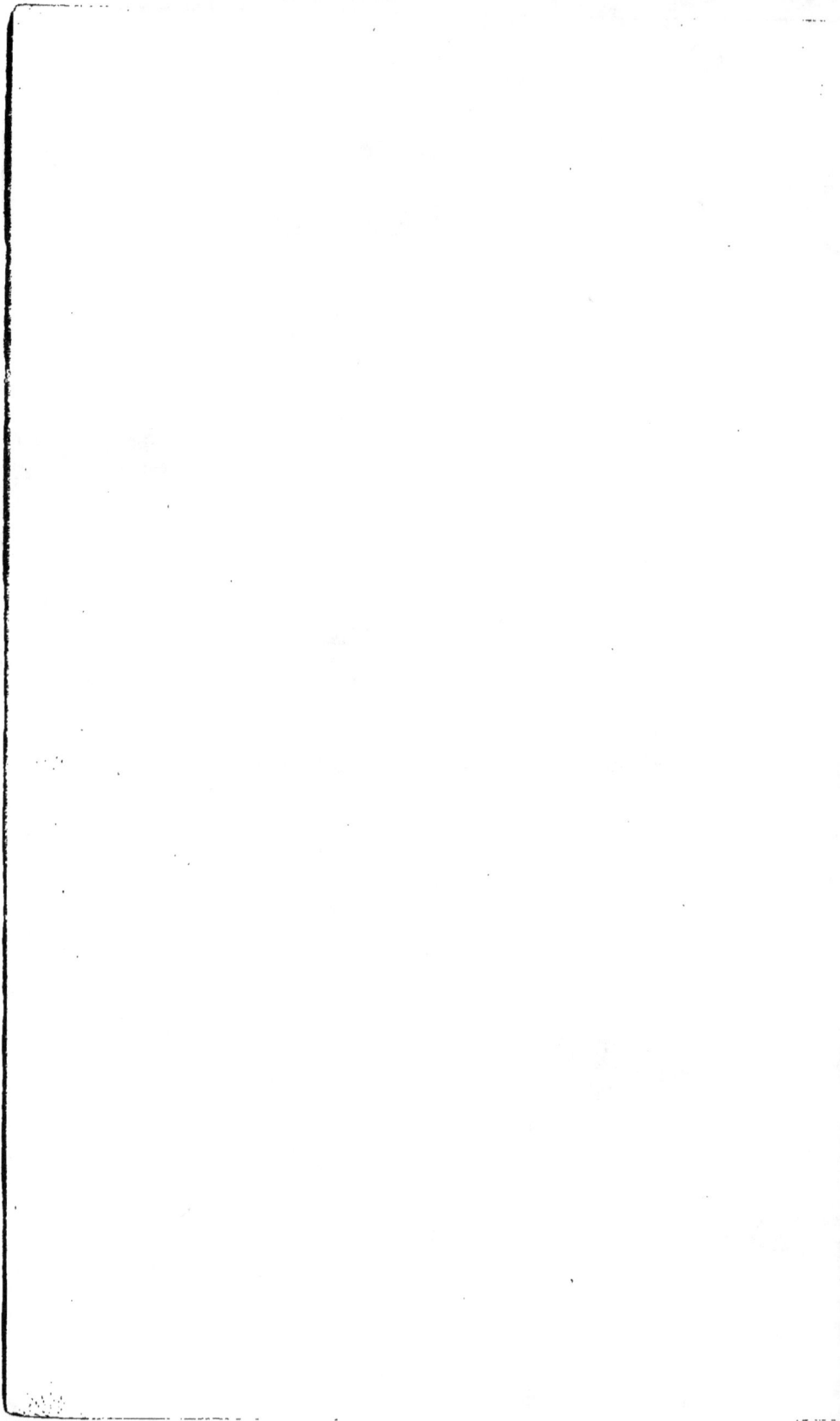

LA BIÈRE

—

CHIMIE DE SA FABRICATION

PAR

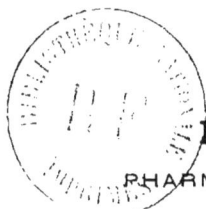

E. FALLOURD

PHARMACIEN DE Iʳᵉ CLASSE

Ex-interne des hôpitaux de Nantes
Ex-préparateur de physique, d'histoire naturelle et de matière médicale
à l'École de plein exercice de médecine et de pharmacie de Nantes
Prix de pharmacie (1892)
Prix de travaux pratiques (1892)

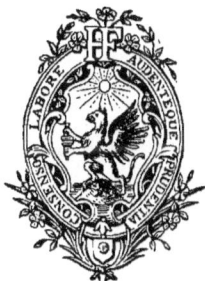

MONTPELLIER
IMPRIMERIE CENTRALE DU MIDI
(HAMELIN FRÈRES)
—
1894

PRÉFACE

On connaît généralement très bien en France la fabrication du vin ; par contre, celle de la bière est presque ignorée.

Cependant la brasserie constitue une des grosses industries de notre pays, et il nous a paru intéressant d'en faire l'histoire chimique. Un séjour d'une année dans des brasseries allemandes nous avait initié à la fabrication de la bière. En coordonnant nos notes, nous nous sommes efforcé, avant d'aborder l'étude chimique, d'en décrire les opérations techniques aussi succinctement que possible. Cette exposition nous a semblé nécessaire pour bien faire comprendre les transformations complexes opérées durant le travail.

Nous n'avons pas la prétention d'avoir épuisé le sujet. Nous nous sommes borné à une étude rapide des diverses opérations que comporte cette fabrication, en nous étendant toutefois un peu plus longuement et plus spécialement sur la fermentation et la partie analytique. Les travaux les plus importants sur la fermentation ont, en effet, été accomplis dans ces dernières années, et cette opération a une importance si grande que nous avons cru devoir y insister un peu.

Nous nous faisons un devoir, et c'est en même temps pour nous un véritable plaisir, de rendre hommage à l'amabilité extrême de tous nos professeurs de l'École de Montpellier.

Nous remercions tout particulièrement M. le Professeur Astre, du bienveillant accueil qu'il nous a fait, et des conseils qu'il a bien voulu nous donner pour la rédaction de ce modeste travail.

Nous avons divisé notre étude de la façon suivante :

I. — Historique. Revue des matières premières employées.

II. — Procédés généraux de fabrication.

III. — Le maltage.

IV. — La fabrication du moût.

V. — La fermentation.

VI. — Recherche et dosage des éléments normaux et anormaux dans la bière.

LA BIÈRE

—

CHIMIE DE SA FABRICATION

I

Historique. — Revue des matières premières employées.

La fabrication de la bière constitue une industrie essentiellement chimique. Elle exige en effet du brasseur des connaissances scientifiques vraiment étendues; l'opération la plus minime a son importance, et le dédain ou l'ignorance des principes qui doivent en régler la fabrication peut amener des mécomptes qui se chiffrent toujours par de grosses pertes. Nous n'en sommes plus au temps où le brasseur qui n'avait pas encore de thermomètre à sa disposition en était réduit à tremper le doigt dans sa cuve-matière pour apprécier la température de sa trempe. Cette industrie possède aujourd'hui un outillage parfait qui permet d'en régler avec la plus grande précision toutes les opérations si délicates.

De nombreux savants, des Allemands tout particulièrement, s'en sont occupés; ils ont créé pour cette industrie des laboratoires merveilleusement aménagés, des écoles où l'enseignement pratique et théorique est largement donné. Enfin un savant français, M. Pasteur, par ses magnifiques études sur la bière, et plus particulièrement sur la fermentation, a fait faire à la brasserie les plus grands progrès.

Cette industrie est fort en honneur dans les pays où la vigne vient diffficilement : Le Tchao-mien des Chinois, le Saké des Japonais, le Cocoum aux Antilles, la Chica de maïs du Mexique, le Kwass de seigle des Russes, sont des boissons alcooliques qui se rapprochent beaucoup de la bière.

L'origine de cette boisson est, du reste, fort ancienne ; la bière des Pharaons est décrite dans les papyrus égyptiens ; Xénophon, dans l'Anabase, en fait mention 400 ans avant Jésus-Christ. Les Grecs et les Romains la prisaient peu, tandis que les peuples du Nord en faisaient grand cas. Au moyen âge on estimait fort la cervoise qui, vers le XIe siècle fut additionnée de houblon et mérita véritablement le nom de bière. C'est la boisson salubre, tonique et reconstituante que nous connaissons.

Les matières premières employées à sa fabrication sont, essentiellement, l'orge et le houblon.

De toutes les céréales l'orge est celle qui convient le mieux ; sa richesse en amidon, 54 pour 100, et en matières minérales, 2,5 pour 100, sa teneur moyenne de matières albuminoïdes, 11 pour 100, la font généralement préférer. Mais on additionne souvent l'orge d'autres céréales.

Le riz, parfois employé, renferme une grande quantité d'amidon, 7,4 pour 100, mais sa faible teneur en albuminoïdes entraîne rapidement la dégénérescence de la levure à laquelle il ne peut fournir, avec les matières minérales, les peptones qui lui sont nécessaires, quand on l'ajoute en trop forte quantité. Mais son emploi permet souvent de corriger l'excès de matières protéiques de certaines orges.

Le maïs offre à l'emploi, avec les mêmes avantages, des inconvénients analogues.

Le blé, au contraire, renferme une trop forte proportion de matières albuminoïdes, 14 pour 100, mais il peut être utilisé avec avantage par un maltage bien conduit.

L'avoine renferme aussi trop d'albuminoïdes. Le principal avantage de son emploi est de développer un arôme particulier recherché dans certaines contrées.

Un choix judicieux s'impose donc au brasseur pour l'utilisation avec l'orge de ces divers succédanés, et sa préférence doit porter sur l'un ou sur l'autre, selon la qualité de l'orge qu'il emploie et selon le type de bière qu'il cherche à obtenir. S'il veut une bière moelleuse, il devra rechercher des grains plus riches en albuminoïdes qu'il rendra solubles dans le maltage; s'il préfère une boisson vineuse, son choix devra porter de préférence sur des grains riches en amidon.

L'emploi de glucose ou de sirop de fécule préparé avec l'acide sulfurique peut introduire dans la bière des composés calcaires, et souvent même un excès d'acide, capables d'altérer cette boisson.

Il n'existe pas de succédané du houblon. Le houblon employé est l'*Humulus lupulus*, dont il existe deux variétés, l'une européenne, l'autre asiatique. Au Japon on utilise, paraît-il, l'*Humulus Japonicus* et l'*Humulus cordifolius*. Les espèces les plus renommées sont celles de Lent et de Surrey, en Angleterre ; de Bavière, en Allemagne ; de Bohème, en Autriche.

La composition chimique du houblon a fait l'objet de nombreux travaux. Les principes intéressants résident, en grande partie, dans les petites glandes à essence attachées sur les bractées et les fruits, et constituant le lupulin.

L'huile essentielle contenue dans ces glandes, dans la proportion de 0,8 à 1 pour 100, renferme un hydrocarbure,

$C^{10}H^{16}$, et un corps particulier, le valérol, $C^8H^{10}O$, qui donne par oxydation de l'acide valérianique.

Le principe amer, obtenu à l'état cristallisé par Lermer, serait analogue à l'absinthine ; il est assez mal connu.

La résine d'une composition complexe est amère et cristallisable.

Griessmayer, en 1874, retira un corps liquide, volatil, qu'il crût être un alcaloïde, et auquel il donna le nom de lupuline.

Le tannin des strobiles a été étudié spécialement par Wagner. Il est précipité par la gélatine et donne, avec les sels de fer, un précipité vert. Soumis à la distillation sèche, il donne de l'acide oxyphénique, et non de l'acide pyrogallique. Avec le tannin, Wagner a reconnu un corps paraissant être du quercitrin.

Le lupulin représente donc à lui seul une bonne partie des propriétés du houblon, et l'on doit rechercher son abondance et sa qualité.

Le choix de l'eau a également la plus grande importance. On doit faire usage d'une eau excellente dont la principale qualité doit être sa pureté, au point de vue des matières organiques. Elle doit remplir toutes les conditions d'une eau potable ; c'est ainsi que les eaux douces, de rivière par exemple, sont souvent préférées. On a remarqué toutefois que, dans certains cas, les eaux dures ou légèrement séléniteuses, peuvent fournir une bière excellente. Les fameuses brasseries de Burton, dont les bières sont connues dans le monde entier, sont un exemple de bières renommées, obtenues avec une eau séléniteuse.

II

Procédés de fabrication

La mise en œuvre des matières premières exige tous les soins du brasseur. Là commencent véritablement les difficultés ; la délicatesse des opérations, leur multiplicité, réclament du praticien une attention et une surveillance de tous les instants. Avant de le suivre durant le maltage, la fabrication du moût et la fermentation, il est utile d'exposer brièvement la marche générale des opérations dans les divers procédés de fabrication.

Les modes de fabrication diffèrent en chaque pays, mais peuvent se ramener à deux types principaux de bière :

La bière de fermentation haute, dont le type est la bière anglaise, obtenue par infusion du malt et fermentée avec la levure haute.

La bière de fermentation basse ou bière allemande, où le malt est traité par décoction et fermentée avec la levure basse.

L'une et l'autre de ces méthodes sont usitées dans chacun de ces pays, les plus grands producteurs de bière, et ont leurs partisans ; mais toujours un procédé prédomine.

L'orge convenablement lavée est mise à tremper dans les *cuves mouilloires*, pour lui faire absorber l'eau qui lui sera nécessaire pour germer. Cette limite atteinte, le grain est porté et étalé en couche mince dans les *germoirs*, où l'on maintient une température uniforme la plus favorable à la germination. Sous l'influence combinée de l'air ou de l'humidité, le grain s'éveille à la vie et développe sa plumule et ses

radicelles, dont la croissance est régularisée par des pelleta-
ges fréquents. Quand le brasseur juge le travail assez avancé,
l'orge germée est portée sur la *touraille* ou séchoir où elle est
soumise à l'action d'un vif courant d'air, dont on fait varier
graduellement et lentement la température jusqu'à 80° à 100°.
L'orge ainsi germée et séchée constitue le *malt* que l'on dé-
barrasse de ses radicelles pour le mettre en œuvre.

Le malt concassé est traité par infusion ou par décoction,
selon le procédé choisi pour saccharifier et liquéfier l'amidon.

Le liquide filtré qui constitue le moût est versé dans la
chaudière ou il est porté à l'ébullition et additionné de houblon.

A la sortie de la chaudière le moût concentré est soumis à
l'action oxygénante de l'air sur de vastes réservoirs plats
en tôle ou bacs, ou mieux dans des caisses où l'on envoie un
fort courant d'air stérilisé. Le moût est ensuite refroidi rapidement sur des réfrigérants à eau glacée et amené dans les
cuves de fermentation où il est ensemencé immédiatement
avec la levure haute ou basse.

Le fermentation ne tarde pas à se manifester au bout de
quelques heures, et, quand l'atténuation est jugée suffisante,
la bière est envoyée dans de grands tonneaux ou foudres où
elle achève sa fermentation (fermentation secondaire) et où
elle finit de se clarifier. Cette fermentation secondaire doit se
faire dans des caves que l'on maintient à une température
basse, constamment uniforme. La bière ne sortira de la cave
que pour être livrée à la consommation.

Toutes ces opérations sont rigoureusement réglées par l'emploi du thermomètre et du densimètre, la moindre négligence
pouvant occasionner en quelques instants la perte du produit.

Reprenant une à une ces diverses opérations, nous allons,
en les développant, expliquer les transformations chimiques
qui s'accomplissent pour passer de l'orge à la bière.

III

Maltage

Le mouillage de l'orge a pour but de faire absorber à la graine mûre l'eau nécessaire à la reprise de la vie. La vie de l'embryon, en effet, n'est pas suspendue, elle sommeille seulement dans la graine mûre. Dans l'orge, la maturité extérieure coïncidant avec la maturité intérieure, les réserves amylacées peuvent être utilisées dès qu'elles trouvent dans le milieu extérieur l'eau, l'oxygène et la chaleur nécessaires à la germination. Le mouillage apporte à la graine l'eau et l'oxygène, mais il doit être réglé de façon à faire absorber à la graine environ 50 à 55 pour 100 de son poids d'eau, une plus forte proportion pouvant déterminer l'exosmose des réserves solubles. On ne peut, malgré tout, éviter complètement la perte de substances solubles; elle s'élève de 1,50 à 3 pour 100, se répartissant par parties égales sur les matières minérales et azotées. On fait alterner les bains d'eau et d'air de façon à provoquer une forte absorption d'oxygène qui favorisera l'évolution végétale et détruira les organismes inférieurs qui abondent. On a constaté que l'oxygène est absorbé en très forte proportion, tandis que l'acide carbonique émis est peu considérable; le travail intérieur est accusé par la formation d'une certaine quantité d'amides.

Suffisamment trempée, l'orge est portée au germoir. Là, la graine, trouvant la chaleur qui lui est nécessaire, ne tarde pas à être le siège d'un travail intense. Tout aussitôt l'absorption d'oxygène devient plus considérable, cet oxygène se combinant au carbone de la graine pour être rejeté sous forme d'acide carbonique, en même temps que de la vapeur d'eau se dégage.

On a pu constater la présence d'autres gaz dans l'atmosphère des salles de germination ; l'azote que l'on a rencontré peut provenir de la décomposition des matières albuminoïdes des graines avariées ; l'hydrogène et le formène aussi rencontrés peuvent provenir de la décomposition, dans une atmosphère insuffisamment pourvue d'oxygène, des graines qui périssent.

Il est difficile d'expliquer le phénomène de la combustion dans la germination, les matières contenues dans les grains étant, par leur nature, peu oxydables. MM. Dehérain et Landrin admettent que la condensation des gaz dans la graine produit assez de chaleur pour déterminer l'attaque des principes immédiats, et que la chaleur dégagée suffit pour que l'action se continue.

La température des salles de germination demande aussi à être réglée avec soin ; une température élevée amène un dégagement très rapide d'acide carbonique, avec une perte consécutive de substances utiles, et peut amener par suite l'asphyxie de la graine. C'est de 12° à 14°, qui est la température la plus convenable, que la germination s'accomplit le mieux, et que l'orge est le mieux désagrégée. Une température trop basse peut ralentir et même arrêter complètement la germination. La lumière n'est pas indispensable ; comme elle est physiologiquement l'équivalent de la chaleur, elle ne peut que stimuler trop fortement la germination, comme la pratique manufacturière le procure.

En même temps que ces phénomènes s'accomplissent, le suc des cellules devient acide, et se charge de diastase ou amylase formée de la substance albuminoïde transformée. Dans ce milieu acide la diastase attaque à son tour l'amidon et le dé-

double par hydratation, en le dissolvant, en dextrines succes-
sives et en maltose, l'amylose restant inattaqué.

La diastase qui opère cette transformation a été découverte
par Persoz et Payen, et appartient à la classe des ferments
solubles. C'est une substance azotée, neutre, soluble dans
l'eau, insoluble dans l'alcool, douée de la propriété de dissoudre dans les grains d'amidon la granulose qui se colore en
bleu par l'iode, sans attaquer l'amylose qui se colore en jaune
par le même réactif, et est soluble dans le réactif de Sweitzer.
La diastase, comme l'a reconnu M. Duclaux, n'est pas loca-
lisée dans la graine, elle s'y trouve partout où il y a un grain
d'amidon à utiliser.

Au contact de la diastase, la granulose, en fixant une molécule d'eau, se dédouble en amylodextrine colorable par l'iode
en bleu et en maltose $C^{12}H^{22}O^{11}$.

L'amylodextrine, à son tour, par fixation d'une nouvelle
molécule d'eau, donne, par dédoublement, de l'érythrodextrine
colorable en rouge vif par l'iode, et du maltose.

Par la même action hydratante, et par dédoublement, l'éry-
trodextrine devient de l'achroodextrine non colorable par
l'iode, et du maltose.

En absorbant une nouvelle molécule d'eau, l'achroodextrine
donne de la dextrine non colorable par l'iode et du maltose.

Sous la même influence hydratante, toute la dextrine fini-
rait par se transformer en maltose, et ce dernier en glucose.
Mais cette transformation n'est jamais complète dans le malt
du brasseur; une faible partie seulement subit toute cette série
de transformations. La modification qu'a subi l'orge au germoir la rendra apte à ces transformations, quand on la trai-
tera dans la cuve-matière.

Mais là ne se bornent pas les transformations de la graine
en germination. L'oxygène absorbé, surpassant l'acide carbonique émis, sert à former des produits fixes, tels que les aci-

des, que l'on rencontre toujours dans l'orge germée. L'acide lactique qui apparaît à ce moment, et dont les conditions d'hydratation et de température favorisent le développement, est un ennemi redoutable pour le brasseur, quand il est produit en forte quantité. Aussi doit-on s'efforcer d'en rendre la proportion minime par un travail bien conduit.

M. Bréal a pu constater aussi la production de petites quantités d'alcool dues aux actions secondaires qui se produisent quand l'oxygène arrive à la graine en quantité insuffisante.

O'Sullivan a reconnu que l'orge renfermait un peu de sucre de canne et autres sucres fermentescibles dont les proportions augmentent considérablement par la germination. Il a ainsi trouvé dans l'orge germée 4,5 pour 100 de sucre de canne, 1,2 pour 100 de maltose, 3,1 pour 100 de dextrine, tandis que dans la graine non germée la proportion de sucre ne dépasse pas 2 pour 100. L'inversion se trouverait faite en plus forte quantité dans les grains à plumule développée. On peut aussi rencontrer de la mannite formée dans l'orge par une germination irrationnelle ou insuffisante ; sa présence, en réduisant la quantité d'alcool dans la bière, lui communique une saveur fade désagréable.

Les matières azotées se métamorphosent à leur tour. En même temps que la diastase, il se forme de l'asparagine qui disparaît aussitôt sa formation. On rencontre aussi dans l'orge germée la peptase, principe important qui sera utilisé plus tard et qui ne se développe que pendant la germination. Sous son influence les matières azotées insolubles du protoplasma seront solubilisées et transformées en peptones. Il se passe là un phénomène analogue à celui de la digestion. Dans les deux cas les matières albuminoïdes insolubles sont transformées en produits solubles sous l'action d'un ferment soluble.

Quand le grain, par un travail bien conduit, est bien désa-grégé, que la diastase est bien développée, il importe d'arrêter rapidement la germination et de soumettre l'orge à un traitement qui, en détruisant la vie de l'embryon, complètera en les développant les transformations accomplies pendant la germination. C'est le but du séchage ou touraillage.

Pour éviter la formation d'acide lactique l'orge germée est soumise à l'action d'un vif courant d'air chaud à 38° jusqu'à ce qu'elle ne renferme plus que 10 à 15 pour 100 d'eau. La torréfaction s'accomplit à une température plus élevée, 80° à 100°, que l'on maintient quelque temps. Durant cette opération la quantité des substances azotées solubles augmente par suite de la formation de dextrines, de peptones, d'amides, en même temps qu'il se développe un arôme particulier. Il est de la plus grande importance que l'orge ait été débarassée de la plus grande partie de son humidité, sans cela les matières albuminoïdes, coagulées par cette élévation de température, enrôberaient les globules d'amidon qui se trouveraient ainsi soustraits à l'action de la diastase.

Théoriquement un bon malt ne doit contenir que 4 à 5 pour 100 d'humidité, il doit se dissoudre complètement en 30 minutes à 65° et fournir un rendement de 72 à 74 pour 100 dont 65 pour 100 de maltose. Le rendement manufacturier, dans un travail bien conduit, ne doit pas être inférieur de plus de 5 pour 100 au rendement théorique.

On emploie quelquefois du malt bruni à la touraille pour donner une coloration recherchée pour certaines bières. Dans cette opération une partie des matières sucrées s'est caramélisée et n'est plus apte à fournir de l'alcool. L'odeur et le goût spécial qu'il possède lui sont communiqués par la formation de produits empyreumatiques.

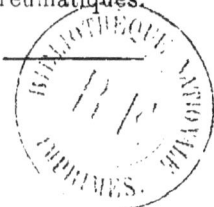

IV

Fabrication du moût

Saccharification. — La saccharification du malt se fait dans la cuve-matière. L'action, commencée au germoir et à la touraille, se continue et s'achève. L'amidon, soumis à l'action de la diastase à la température qui lui convient, va se transformer en dextrine et en maltose en passant par les mêmes états intermédiaires que pendant la germination, mais en les franchissant avec beaucoup plus de rapidité et d'une façon plus complète. L'amylose du grain peut même être hydratée et dissoute par la diastase qui la transformera, de même que la granulose, en maltose.

Des quatre dextrines formées, les deux premières se rapprochent plutôt de l'amidon; les deux autres, plus élevées, ont plus de rapport avec le maltose dont elles partagent quelques propriétés. C'est ainsi que les saccharomyces ellipticus, Pastorianus et cerevisiæ, ce dernier plus facilement, peuvent, tout comme la diastase, hydrater les dextrines supérieures, grâce à l'invertine qu'ils sécrètent, et fermenter le maltose ainsi produit.

La diastase n'agit avec rapidité que sur l'amidon du malt réduit en empois. Aussi, quand on emploie avec le malt d'orge des grains crus ou des amidons étrangers, doit-on porter ces grains ou ces amidons à l'ébullition dans l'eau pour faire éclater les globules et refroidir ensuite la masse à la température de saccharification pour la mettre en contact avec une solution diastasique.

Les extraits d'orge non germée possèdent bien un pouvoir

diastasique assez élevé capable de saccharifier l'amidon dissous, mais l'action est d'une extrême lenteur.

Il existerait dans le malt deux substances distinctes dont l'une aurait la propriété de liquéfier l'amidon et se formerait pendant la germination, tandis que l'autre, le ferment saccharifiant, déjà contenu dans l'orge, s'accroît en quantité et en énergie au germoir, mais voit son action diminuer à la touraille.

Comme agent de dissolution, la diastase a son maximum d'effet de 70° à 75°; comme agent saccharifiant, son maximum d'effet se produit de 50° à 63°.

Le travail du brasseur devra donc être basé sur ces données, et les températures devront être réglées selon les proportions respectives de maltose et de dextrine qu'il voudra introduire dans son moût.

Brown et Héran ont observé qu'à 60° et au-dessous il se formait 80 de maltose et 20 de dextrine, et qu'à 75° le maltose produit était de 31,5, tandis que la proportion de dextrine montait à 68,85. Payen avait déjà reconnu que l'action de la diastase s'arrête quand il s'est formé une proportion déterminée de maltose, le sucre formé s'opposant à toute action ultérieure du ferment. A 75°, la diastase a perdu la moitié de son pouvoir saccharifiant, tout en conservant son énergie pour la production des dextrines, mais aussi la saccharification sera d'autant plus complète que la proportion de diastase sera plus forte et le contact plus prolongé.

De petites quantités d'acides favorisent l'action du ferment soluble, mais une quantité plus forte la ralentira et il est de toute nécessité de ne pas s'attarder aux températures qui favoriseraient la formation d'acide lactique.

L'observation de ces principes, qui règlent la saccharification, s'impose au brasseur, quel que soit le mode de brassage qu'il doit suivre.

Brassage par infusion. — Dans le brassage par infusion, après un empâtage ou imbibition du malt à la température de 50°, on jette la première trempe en faisant arriver de l'eau chaude jusqu'à ce que la masse ait atteint la température de 66° dans la cuve-matière. La rupture des globules d'amidon, qui se fait à cette température, permet à la diastase d'arriver jusqu'à la granulose et d'exercer sur elle son action hydratante pour former des dextrines et du maltose. L'amidon du malt, déjà désagrégé, exige en effet, pour se dissoudre, une température de quelques degrés supérieure à 63°, température où se fait le mieux la saccharification. Mais l'excès de diastase que renferme toujours le malt vient compenser la légère élévatiou de température. L'action est en même temps complétée par le contact que l'on prolonge une heure.

Après avoir effectué le soutirage presque complet du liquide, on jette sur la masse solide restée dans la cuve-matière de l'eau bouillante qui doit amener la masse à 75°. A cette température, la diastase agissant comme agent liquéfiant, transforme en dextrines l'amidon non transformé qui avait résisté à la première trempe.

La deuxième trempe soutirée est réunie à la première et versée dans la chaudière où elle est portée à l'ébullition.

Brassage par décoction. — Le brassage par coction du malt ou méthode bavaroise fournit un produit généralement très estimé. Cette méthode force le praticien à procéder avec lenteur à l'élévation de la température pendant toute la durée de la saccharification.

L'empâtage se fait à l'eau froide ; la première trempe est donnée à l'eau bouillante de façon à arriver à une température de 40° dans la cuve-matière. Dans cette opération une grande quantité de matières extractives déjà formées dans le malt est solubilisée. C'est ainsi que la diastase, le maltose et les dextrines, les matières colorantes produites pendant le touraillage, les acides du malt et notamment l'acide lactique, les corps albuminoïdes solubles et enfin les matières minérales passent en solution. La peptone formée durant la germination exerce alors son action en solubilisant les albuminoïdes sous forme d'amides et de peptones qui dès lors ne sont plus précipitées par le tannin du houblon. Mais l'amidon reste encore non dissous. Le tégument de l'amidon, formé d'amylocellulose dans la proportion de 1 à 2 pour 100, intermédiaire entre l'amidon et la cellulose, est insoluble dans l'eau et ne peut être liquéfié que par une ébullition soutenue ou par la pression. La granulose contenue dans l'enveloppe d'amylose n'en peut être extraite que par une élévation de température qui fera crever les globules, c'est-à-dire de 60° à 63°.

On élève à ce moment en chaudière, au moyen de pompes, la première *dickmaisch* (malt épais) que l'on soumet à la cuisson pendant une demi-heure. Par ce traitement, la diastase contenue dans la portion de la masse soumise à l'ébullition est rendue inerte ; mais l'amidon, dont les enveloppes seront déchirées, sera bien préparé à subir l'action saccharifiante quand il viendra au contact de la diastase restée dans la cuve-matière. En même temps aussi la coction de la dickmaisch favorisera la formation des amides et des peptones.

On envoie alors en cuve-matière cette dickmaisch de façon à atteindre la température de 53°. Une deuxième dickmaisch est aussitôt pompée en chaudière, où l'ébullition est soutenue pendant une demi-heure ; on complète ainsi l'action et les effets de la première opération. Cette dickmaisch jetée en cuve-matière permet d'obtenir une température de 65° favorable à la saccharification. L'opération se termine en envoyant dans la chaudière une *lautermaisch* (malt liquide) pour lui faire subir une courte ébullition, et en la jetant dans la cuve-matière pour atteindre la température de 74 à 75° où s'opère le mieux la liquéfaction de l'amidon. Après une heure de repos, on opère le soutirage du moût clair qui est porté à l'ébullition en chaudière avec le houblon.

Ce mode de brassage qui fournit des bières très moelleuses permet, grâce à la cuisson du malt en chaudière, de solubiliser une grande quantité d'albuminoïdes, et de transformer en empois les particules d'amidon qui auraient échappé à un simple traitement par infusion.

En faisant monter plus lentement ou plus rapidement la température dans la cuisson des dickmaisch, on peut même, dans une certaine mesure, régler la teneur du moût en sucre fermentescible (maltose) et non sucre fermentescible (dextrine).

Cuisson et houblonnage du moût. — L'ébullition du moût en chaudière précipite plus ou moins complètement les albuminoïdes non peptonisées, tandis que les amides et les peptones ne sont affectées ni par la chaleur, ni par le froid. Les peptones sont bien précipitables par le tannin, mais seulement en solution neutre ou alcaline, de sorte que la cuisson du moût avec le houblon ne peut opérer une précipitation considérable puisque les moûts ont toujours une réaction acide due à l'acide lactique formé dans les trempes. Ces substances albuminoïdes solubles diffusibles et pouvant servir à la nutrition de la levure, contribuent concurremment, avec certaines dextrines au moelleux désiré. Si la germination et le touraillage facilitent leur développement, le brassage et la longue cuisson du moût exercent aussi la plus heureuse influence.

La cuisson du moût a donc pour but de coaguler l'excès des matières albuminoïdes, de répartir les principes du houblon, et, tout en concentrant, de rendre solubles définitivement les matières solubilisables, c'est-à-dire les amides et les peptones. Déjà au-dessous du point d'ébullition, une certaine portion des albuminoïdes se précipite ; l'action se continue par la cuisson en même temps que s'opère l'oxydation du moût.

Le mode de brassage bavarois, permettant de laisser long-temps le moût aux températures relativement basses pepto-nisantes, favorise donc, avec la cuisson des trempes, la pep-tonisation. Malheureusement cette température est également favorable à la formation d'acide lactique qui s'accroît avec rapidité de 35° à 48°, et qui est très résistant. En effet, la bière sera d'autant moins riche en alcool qu'il se sera déve-loppé plus abondamment. Si on cherche à le neutraliser par la craie, sa vitalité s'accroît, et il s'oppose à la bonne repro-duction de la levure. Ceci est bien plus important pour la fer-mentation haute, où les conditions de température sont mieux appropriées.

Le houblon, ajouté au moût durant sa cuisson, agit comme conservateur à un triple point de vue.

Par son tannin, il précipite l'excès d'albuminoïdes ;

Par sa résine amère, il agit comme antiseptique sur les bac-téries, sans paralyser la vie de la levure dont il modère seu-lement l'action ;

Par son huile essentielle, il contribue, dans une certaine mesure, à entraver l'activité des organismes inférieurs qui trouveraient dans le moût un excellent terrain de développe-ment. En même temps, cette huile essentielle communique à la bière cette saveur fine et particulière caractéristique de cette boisson.

Le précipité formé par le tannin du houblon serait, d'après Moritz, une fois aussi pesant que celui formé par la simple coagulation des albuminoïdes par l'ébullition. Mulder prétend que tous les albuminoïdes seraient précipités par le tannin du houblon, mais que la combinaison serait maintenue en disso-lution, grâce à l'acide lactique.

Refroidissement du moût. — Après une cuisson avec le houblon, variable selon le type de bière que l'on cherche à obtenir, le moût est soumis à un refroidissement rapide avant d'être amené dans la cuve de fermentation.

Le refroidissement doit s'accompagner d'une large oxygénation du moût chaud qui contribuera à sa clarification. Cette manœuvre fournit, en effet, une combinaison oxygénée facilement décomposable, que la chaleur détruira en même temps que le sucre pendant la fermentation. Cette oydation a encore l'avantage de favoriser le développement de la levure en détruisant les autres ferments qui pourraient entraver sa croissance. Il est aussi de toute utilité que le refroidissement soit rapide, un séjour prolongé sur les bacs aux températures de 60° à 25° pouvant favoriser la formation d'acide lactique.

La lie des bacs refroidissoirs a, d'après Lermer, la composition suivante :

Sucre.............	16	solubles dans l'eau
Dextrine..........	20,75	
Autres éléments.....	1,20	
Résine............	16	insolubles dans l'eau
Protéine..........	34	
Cellulose..........	6	
Cendres...........	4	

Aussi, dès que la température du moût houblonné est descendue à 60°, on envoie ce moût sur des réfrigérants à eau glacée qui l'amènent rapidement au degré convenable pour la fermentation.

L'aération est nécessaire ; le moût contient des substances oxydables se colorant en brun plus ou moins foncé, suivant la quantité d'oxygène qu'il contient et qui s'empareraient, au détriment de la levure, de l'oxygène libre nécessaire à l'activité vitale de celle-ci au début de la fermentation.

V

Fermentation

Le moût refroidi à la température de 12° pour la fermentation haute, de 4° à 5° pour la fermentation basse, est ensemencé avec la levure particulière qui lui convient.

La levure employée est un organisme vivant le saccharomyces cerevisiæ, appartenant à la famille des saccharomycètes. C'est le ferment qui accomplit la fermentation alcoolique que l'on peut définir un dédoublement produit sur une matière dédoublable pour une cellule vivante et dépourvue de chlorophylle. Ce ferment appartient à la classe des anaérobies. M. Pasteur, le premier, en 1861, introduisit dans la science la notion de vie anaérobie par ses travaux sur le vibrion butyrique, le premier anaérobie connu.

Les saccharomyces cerevisiæ n'est pas le seul ferment alcoolique. Dans les pays où l'orge fait défaut, on pourrait utiliser des ferments organisés, capables d'hydrater l'amidon. Ce sont :

L'eurotium orizæ ;

Le bacille amylozyme de Perdrix ;

Le mucor alternans.

Certains vibrions décrits, à propos de la chicha, sorte de vin de maïs préparé par les Indiens de l'Amérique du sud, par Marcans.

Le mieux connu est la moisissure du kaji japonais, l'eurotium orizæ, utilisé par les Japonais pour la préparation de leur vin de riz appelé saké. La fermentation du saké dure vingt-huit jours.

En Chine, la levure chinoise est composée de la symbiose, d'un moisissure et de plusieurs variétés de levures saccharifiant l'amidon avec une grande énergie. Cette fermentation dure deux jours, elle doit être faite dans une atmosphère confinée. M. Duclaux a proposé d'appeler ce ferment amylomyces Rouxii.

L'action saccharifiante de l'amylomyces sur l'amidon est due à des tubes mycéliens qui pénètrent dans l'intérieur du grain de riz et sécrètent une diastase ayant les mêmes propriétés que celle du malt. On voit donc, en résumé, qu'une moisissure sécrète une diastase transformant le riz en sucre fermentescible, et que les levures alcooliques se chargent de sa transformation en alcool au fur et à mesure de sa production.

M. Laurens a observé que les levures et les moisissures communes cultivées dans des solutions renfermant des aliments hydrocarbonés se développent assez rapidement et se font des substances sucrées albuminoïdes offrant ainsi un remarquable exemple de synthèse organique.

La levure de bière est remarquable par la variété des substances qui peuvent lui servir d'aliments hydrocarbonés. Pasteur, Nœgeli, avaient démontré qu'elle peut se nourrir des sucres, de la mannite, de la glycérine, de la dextrine, de l'amygdaline et de la salicine; il y en a une infinité d'autres. Il faut distinguer dans la levure le pouvoir nutritif et la propriété de subir la fermentation alcoolique; non seulement les corps autres que les sucres ne conviennent pas à la vie ferment, mais encore, pour pouvoir servir d'aliment, ils doivent être consommés au contact de l'air.

Lorsque la nutrition de la levure est suffisamment favorable, le ferment peut faire des réserves hydrocarbonées constituées par du glycogène.

Cette nature glycogénique de la levure avait été établie par

M. Errera. MM. Duclaux et Pasteur avaient observé que, quand on emploie un poids de levure supérieur de 15 pour 100 au sucre à fermenter, on recueille après fermentation moins de levure. La différence correspond aux matières dissoutes qui ont traversé les membranes cellulaires, et surtout aux matières glycogéniques utilisées pour la respiration de la levure.

On a aussi trouvé dans la levure des matières grasses qui paraissent provenir de la glycérine et de la dextrine. De plus, la levure digère et fait disparaître de ses propres tissus des matériaux hydrocarbonés. Dans un liquide en fermentation le globule se gonfle, se remplit de glycogène, qu'il fait disparaître à la fin de la fermentation quand le sucre s'est fait rare ou absent autour de lui.

M. Pasteur a remarqué qu'il peut détruire en partie son enveloppe de cellulose. La levure digère donc aussi la cellulose. Quand la levure vieillit la matière grasse s'accroît ; c'est un phénomène analogue à la dégénérescence de certains tissus. On peut donc dire que la matière grasse que l'on trouve dans les globules vieillis se forme sur place et résulte de la nutrition du globule aux dépens des aliments médiocres qu'il a à sa disposition. La dégénérescence grasse qu'il subit dans ces conditions est la forme physiologique par laquelle il traduit chez lui son état de souffrance.

Les sucres en dissolution ne subissent pas la décomposition à l'intérieur de la cellule de levure. Ils traversent d'abord la membrane cellulaire, et c'est vraisemblablement au contact du protoplasma que se produit la fermentation.

Les différents sucres fermentescibles ont une fermentescibilité particulière à chacun d'eux. En suivant au polarimètre la fermentation alcoolique du sucre interverti, on constate que la rotation gauche initiale du liquide augmente d'abord en valeur absolue, passe par un maximum, diminue d'intensité, atteint sa valeur initiale et décroît progressivement jusqu'à 0.

Ce résultat est dû à la fermentation inégale des deux sucres constituant le sucre interverti. Au début le glucose est détruit en plus grande quantité que le fructose ; certaines espèces font fermenter le fructose plus vite que le glucose, l'une des plus actives est une sorte de saccharomyces exiguus inversive.

Les levures alcooliques ne diffèrent donc pas seulement par leur forme, par leur action sur le saccharose, par leur puissance comme ferment, mais encore par leur mode d'action sur les éléments constitutifs du sucre interverti.

Il existe en brasserie deux espèces de ferments cultivés (saccharomyces cerevisiae) le ferment de la fermentation haute et le ferment de la fermentation basse. Ces fermentations sont ainsi nommées, parce que dans l'une la levure plus légère vient surnager à la surface du liquide en fermentation, tandis que dans l'autre la levure plus lourde vient tapisser le fond de la cuve. La bière basse, en réalité, est plus altérable que la bière haute ; si elle l'est moins que cette dernière, commercialement parlant, c'est grâce à l'emploi du froid dans les brasseries de fermentation basse. Les ferments de maladie apparaissent plus difficilement au-dessous de 10°, à cette température leurs germes commencent à devenir inertes.

Le ferment ne change pas de nature par l'action des températures. Avec du ferment pur par le bas, on n'obtient pas de forme haute, même à 30°. Seulement le levain de brasserie est généralement un ferment complexe qui renferme à la fois des globules de ferment haut et des globules de ferment bas. C'est l'un ou l'autre de ces ferments qui, alors, se développe de préférence, selon les conditions de température.

L'altération des bières est due aux ferments de maladie

accompagnant les levures alcooliques ; ils proviennent, soit de l'air, soit des matières premières utilisées. De là la nécessité qui s'impose au brasseur de provoquer aussitôt le refroidissement la fermentation alcoolique.

Ces ferments de maladie sont nombreux :

Le mycoderma aceti, en oxydant l'alcool formé, produit de l'acide acétique.

Le ferment lactique, en petits articles allongés, cylindriques, engendre de l'acide lactique.

Le ferment visqueux, en petits globules en chapelet, rend les bières filantes et visqueuses.

Le ferment butyrique communique à la bière une odeur de beure rance.

Le ferment putride, composé d'une verge se mouvant avec rapidité, se montre très rarement.

Pour que le saccharomyces cerevisiæ puisse lutter avantageusement contre tous ces ferments, il doit trouver un milieu propre à sa nutrition, c'est-à-dire un moût oxygéné, riche en amides, en peptones et en matières minérales. Il faut aussi que la proportion de levure ensemencée soit considérable. L'aération du moût aura pour effet d'accroître le nombre de cellules de levure, d'augmenter par cela même la quantité d'extrait décomposé et consécutivement celle de l'alcool et de l'acide carbonique engendrés.

Les jeunes cellules se forment des anciennes, elles tirent leur nourriture de l'intérieur des cellules mères, tandis que celles-ci récupèrent cette perte au dépens des matières alimentaires du moût.

Il est à remarquer que, dans la fermentation haute, la levure absorbe plus de matières solubles qu'elle n'en consomme dans la fermentation basse. La levure haute est aussi plus légère, elle vient toujours surnager le liquide en travail, aidée, en cela, par le dégagement incessant de l'acide carbonique.

Certaines matières insolubles peuvent gêner la nutrition de la levure, ainsi l'albumine coagulée, le tannate d'albumine, la résine du houblon devenue insoluble. Tous ces corps, en s'appliquant contre les cellules de levure, en paralysent la vie. Le houblon, en effet, cède au moût à l'ébullition des matières diverses résineuses, odorantes, tanniques, qui, pour la plupart, sont retenues en dissolution par la présence du sucre et de la dextrine.

Au moment où, sous l'influence de la levure elle-même plus ou moins oxydée, le sucre se transforme en alcool et en acide carbonique, une partie des matières résineuses et amères du houblon devient insoluble et reste en suspension dans le liquide. Il est probable qu'à ce moment l'oxygène combiné intervient et modifie la structure physique de ces particules insolubles, en les agrégeant de façon à les rendre d'un plus facile dépôt.

L'analyse de la levure a donné les résultats suivants :

Substances azotées, traces de S. Ph........	63
Cellulose, dextrine, sucre...............	29
Substances minérale (silice, phosphates et autres sels)........................	5,90
Matières grasses et traces d'huile volatile....	2,10
	100,00

D'après M. Pasteur, les levures haute et basse constituent chacune une espèce bien distincte. D'autres chimistes, avec Rees, admettent au contraire que les deux formes pourraient n'être que des modifications d'une même espèce.

Il existe plusieurs variétés de levures alcooliques concurremment avec le saccharomyces cerevisiæ. Ces faits, aujourd'hui bien démontrés, ont été acquis à la science par les travaux de Pasteur, Rees, Hansen. C'est surtout à la maturité des fruits que se développent ces levures appelées sauvages par Hansen. Il est bien entendu qu'ici il ne s'agit pas des bactéries qui viennent souvent infecter les levures. Il est question des levures alcooliques, opérant la transformation du sucre en alcool, mais dans des conditions tout autres, quant au goût, à la limpidité, à la conservation de la bière, quand les levûres viennent se mélanger au saccharomyces cerevisiæ. Ainsi on peut rencontrer :

Le saccharomyces pastorianus, qui, en troublant la bière, lui communique un goût vineux ;

Le saccharomyces ellipsoïdeus, qui produit le même phénomène ;

Le saccharomyces apiculatus, qui est la levure spontanée du vin, il est dangereux par sa grande ténacité vitale;

Le saccharomyces mycoderma, qui n'est pas à proprement parler un ferment alcoolique, mais que son mode de reproduction rattache à cette classe. Ce ferment forme, à la surface du liquide, des pellicules blanc jaunâtre. Il réduit l'alcool en acide carbonique et en eau, avec production de petites quantités d'acide acétique.

D'après M. Pasteur, une levure pure était une levure exempte de ferments de maladie. Pour Hansen, c'est une levure provenant d'une cellule d'une seule espèce isolée et, cultivée.

Pasteur purifiait la levure en la tenant dans de l'eau sucrée stérilisée à 10 pour 100; dans ce milieu épuisant, les germes étrangers périssent en grand nombre.

La méthode suivie par Hansen est tout autre. Le savant physiologiste danois a été conduit à appliquer une méthode nouvelle à la suite d'une altération désagréable de goût qui se déclara dans la bière d'Alt-Calsberg, en 1883. Hansen constata la présence en grande quantité du saccharomyces

Pastorianus, et après l'avoir isolé, il en fit une culture pure.
Il opéra ainsi pour les direrses variétés qu'il rencontra, et il
ne tarda pas à acquérir la conviction que le saccharomyces
Pastorianus I, forme de levure basse, communique à la bière
le goût désagréable qu'on avait déjà observé, tandis que le
saccharomyces Pastorianus II ne provoquait pas ce goût
étranger. Cette dernière variété semble donc appartenir aux
sortes inoffensives de levures étrangères.

Hansen isola ensuite une seule cellule de levure basse et
la cultiva jusqu'à ce qu'il en eût réuni une quantité suffisante
pour ensemencer une cuve. La levure pure, obtenue de cette
façon, donna une bière d'un goût fin et agréable. Continuant
ses recherches, Hansen ne tarda pas à constater que, parmi
les levures réputées bonnes, les unes donnent une clarification
plus rapide et plus complète à la fermentation principale, et
une atténuation moindre que d'autres, en même temps que le
goût du produit fermenté variait avec chaque espèce.

Pour distinguer les différentes espèces de saccharomyces,
Hansen provoque dans les cellules le développement d'ascospores.

La levure peut se multiplier par bourgeonnement, mais si
on la cultive sur des tranches de pommes de terre ou de ca-
rottes, ou bien sur du plâtre, et si on maintient l'humidité au
contact de l'air, la multiplication s'opère d'une autre façon.

La levure se développe aux dépens du protoplasma, dans
l'intérieur de la cellule qui gonfle énormément. Il se produit
dans l'intérieur une formation de cellules endogènes, de spores plus ou moins arrondies, depuis une jusqu'à quatre qui,
plus tard, éclosent hors de la membrane de la cellule mère.
Ces spores ainsi engendrées sont les ascospares.

Le développement des ascospores n'a pas lieu dans les
mêmes conditions pour les différentes espèces de levures.
Certaines forment leurs spores à une température plus basse,

d'autres, à une température plus élevée ; les unes en peu de temps, les autres en un temps moins long.

Hansen arriva ainsi à distinguer par cette méthode ingénieuse et délicate les différentes espèces, et à en faire des cultures pures. Il trouva ainsi que la levure de bière pure forme ses ascospores en deux à trois jours à une température de 15à 20°.

M. Martinaud, dans la même voie, utilisa ce fait que le saccharomyces ellipsoïdeus ne fait pas fermenter les moûts de maltose aussi rapidement que les saccharomyces cerevisiæ et Pastorianus. Il observa aussi que le saccharomyces apiculatus ralentit la fermentation du saccharomyces cerenisiæ.

Tout récemment un chimiste français, M. Effront, a proposé un mode de purification des levures, basé sur l'action antiseptique du fluorure d'ammonium. Cette purification, qui se rapproche de celle qu'opérait M. Pasteur, n'est pas aussi parfaite que le traitement suivi par Hansen ; mais elle peut rendre de réels services dans de nombreux cas.

M. Effront a montré que l'addition de fluorure d'ammonium a pour conséquence le rendement alcoolique, et cela d'autant que la proportion de levure ajoutée est moins grande. On peut, en se plaçant dans certaines conditions, empêcher l'acidification du moût sucré, sans diminuer le pouvoir saccharifiant de la diastase, ni affaiblir l'activité de la levure. Ces résultats seraient obtenus par la non formation d'acides lactique et butyrique et la destruction des bactéries.

La levure de bière possède encore la remarquable propriété de sécréter un ferment soluble l'invertine, douée du pouvoir d'intervertir le sucre de canne. L'invertine manifeste surtout cette action hydratante entre 30° à 40° ; l'inversion est très rapide. Mais cette action peut très bien s'accomplir à une température moins élevée ; l'inversion est alors plus lente.

La fermentation alcoolique fournit des produits complexes. L'équation de Gay-Lussac a été complétée par Pasteur. En effet, à côté de l'alcool éthylique et de l'acide carbonique formés dans la proportion de 95 pour 100, il se produit toujours de la glycérine et de l'acide succinique. Mais en réalité, en même temps que l'alcool éthylique il se forme tous les homologues et tous leurs dérivés d'oxydation. L'action devient même plus complexe par la formation d'éthers. On y trouvera même des alcalis organiques ayant pris naissance pendant la fermentation et sécrétés par les ferments.

La proportion et la nature de ces corps est d'une recherche difficile et délicate. Ce sont ces dérivés qui communiquent à la bière la saveur propre à cette boisson.

Après la fermentation, les réactions qui se produisent, éthérifications, combustions, sont d'ordre chimique. Les actions de la levure sur le produit fermenté sont, si elles existent, des actions lentes. Les liquides alcooliques ne restent pas en contact avec la levure génératrice ; ils tuent rapidement, soit par leur acidité, soit par privation d'oxygène, les cellules de levure que les soutirages n'éliminent pas.

La glucose se retrouve dans la bière en quantité notable. La dextrine, bien qu'éprouvant la fermentation alcoolique, comme l'a reconnu Liebig, n'est pas transformée dans la proportion de plus d'un tiers.

Voici le résultat d'analyses de bières françaises, allemandes et anglaises :

BIÈRE FRANÇAISE (Tantonville)

Degrés Balling	6,40
Glucose, par litre.	17,48
Dextrine, par litre.	57,38
Matières azotées, sels, etc.	27,57
Extrait par litre	87,10

BIÈRE ALLEMANDE (Bavière)

Alcool.	4
Acide carbonique	0,405
Extrait..	8,2
Eau.	87,395
	100,000

BIÈRE ANGLAISE (Burton)

Alcool.	6,622
Acide carbonique	0,038
Extrait..	19,967
Eau	78,373
	100,000

Résidu après évaporation 0,307 de cendres composées de :

Acide phosphorique	20
Potasse..	40,8
Soude.	0,5
Phosphate de magnésie..	20
Chaux.	2,6
Silice..	16,5
	100,00

VI

Analyse de la bière. — Recherche des éléments normaux et anormaux.

Les éléments à déterminer dans la bière sont l'acide carbonique, l'alcool et l'extrait. Ce dernier contient du maltose, de la dextrine, des corps albuminoïdes, des sels.

L'essai peut s'étendre aux succédanés, comme la dextrose (addition de sucre de fécule), le sucre de canne ou le sirop, les substances amères (alcaloïdes), la glycérine ; aux antiseptiques, comme le bisulfite de calcium, l'acide salicylique, le sel marin et les substances salines qui permettent de conclure à la neutralisation d'un excès d'acide.

Acide carbonique.— En général, on détermine l'acide carbonique par la perte de poids qu'éprouve une quantité mesurée de bière lorsqu'on la chauffe dans un ballon muni d'un tube à chlorure de calcium. Le chlorure de calcium devrait arrêter les vapeurs d'eau et d'alcool, mais l'action est loin d'être parfaite. Schwacköfer indiqua le premier un procédé pour le dosage de l'acide carbonique de la bière, dans lequel cet acide est expulsé de la bière et conduit dans un appareil à potasse de Liebig. L'augmentation de poids de l'appareil à Liebig représente le poids de l'acide carbonique contenu dans le volume de bière soumis à l'essai. Schultze et Langer ont un peu modifié l'appareil employé par Schwaköfer, mais le principe est le même.

Extrait. — La fermentation a donne naissance aux dépens

du maltose et d'une partie de la dextrine à de l'acide carbonique et à de l'alcool, ainsi qu'à de petites quantités de glycérine et d'acide succinique en même temps qu'aux acides acétique et lactique. Ces derniers, avec les éléments de l'extrait du moût qui n'ont pas fermenté : reste de maltose, dextrine, corps albuminoïdes et leurs dérivés, résines, acides, sels, constituent l'extrait de bière.

Cet extrait peut être déterminé directement ; on dessèche à 75° ou 80° une quantité connue de bière. On aura eu soin, avant la pesée, de l'agiter et de la filtrer pour la dépouiller de la majeure partie de son acide carbonique. On pèse le résidu après l'avoir mis à refroidir sous une cloche à exsiccation.

Parmi les éléments composant l'extrait, le sucre non fermenté, la dextrine, l'acide et les principes minéraux sont seulement déterminés.

Maltose. — Soxhlet a démontré que le maltose ne peut être dosé exactement par la méthode volumétrique, parce que son pouvoir réducteur est influencé par la concentration des solutions de cuivre et de sucre employées, tandis que le pouvoir réducteur du glucose, du sucre interverti et de la lactose est plus faible avec des solutions de cuivre étendues qu'avec des solutions concentrées, celui du maltose est d'autant plus grand que les solutions de cuivre sont plus diluées.

Au contraire, un excès de solution de Fehling non étendue n'augmente pas le pouvoir réducteur du maltose. Il est donc préférable d'avoir recours à la méthode pondérale pour le dosage du maltose. Il suffit de mélanger à froid la solution de maltose à 1 pour 100 à peu près avec un excès de solution de Fehling non étendue et de chauffer pendant quatre minutes à l'ébullition. On rassemble le protoxyde de cuivre sur un petit filtre d'amiante. On lave à l'eau bouillante, on dessèche et on réduit par calcination au milieu d'un courant d'hydrogène. 113 parties de cuivre correspondent à 100 parties de maltose anhydre.

Dextrine. — On transforme en dextrose la dextrine et le maltose en chauffant avec de l'acide sulfurique dilué la solution étendue. On chauffe six heures à 110°. Après la dilution du liquide et la neutralisation de l'acide sulfurique, on détermine la quantité de dextrose et on retranche celle qui s'est formée aux dépens de la maltose en se rappelant que 19 parties de maltose donnent par absorption d'eau 20 parties de dextrose. Le reste, la dextrose produite aux dépens de la dextrine, multiplié par 9/10, représente la dextrine, parce que 9 parties de dextrine fournissent 10 parties de dextrose.

Acidité. — Comme l'a proposé Griessmayer, on calcule généralement l'acidité totale en poids d'acide lactique d'après le volume de solution alcaline normale employée pour le titrage, et on appelle quotient d'acidité la proportion d'acide lactique contenue dans 100 parties d'extrait. Griessmayer a trouvé que dans les bières allemandes et autrichiennes ce quotient est de 2 à 4, tandis que dans les bières anglaises il est de 4 à 6. Suivant Chauring, une bière non altérée doit contenir tout au plus 0,01 pour 100 d'acide acétique, c'est-à-dire une fraction minime de la quantité totale des acides.

Principes minéraux. — Le dosage de l'acide phosphorique peut être effectué dans la bière ou dans les cendres au moyen de la liqueur d'urane. Seulement, comme dans les cendres l'acide phosphorique se trouve en partie à l'état de pyrophosphate, il faut avoir soin, lorsqu'on veut effectuer le titrage par la solution d'urane, de fondre préalablement la cendre avec un mélange de salpêtre et de carbonate de sodium.

Glycérine. — On prend 50 cc. de bière que l'on additionne

de 2 à 5 décigrammes de chaux récemment éteinte. On évapore presque à siccité au bain-marie, on épuise le mélange avec la liqueur d'Hoffmann qui dissout seulement la glycérine. On pèse après l'évaporation.

On a trouvé que la teneur en glycérine des bières oscille entre 0,02 et 0,05 pour 100. Lorsque la teneur dépasse 0,06 on peut conclure à une addition de glycérine.

Alcool. — L'alcool se dose facilement avec l'alambic de Salleron. On prend un volume connu de bière, soit 50 cc., débarrassé de son acide carbonique, et on le distille jusqu'à ce qu'on ait recueilli 25 cc. On porte alors à 50 cc., avec de l'eau distillée, le volume du liquide alcoolique distillé, et on en prend le titre à la température de 15° avec l'alcoomètre de Gay-Lussac.

COMPOSITION MOYENNE DE LA BIÈRE

Voici, d'après un grand nombre d'analyses, les proportions d'éléments normaux que l'on trouve, en général, dans la bière :

Extrait. — 3,5 à 8 pour 100.

Alcool. — Le rapport du poids de l'alcool à celui de l'extrait varie entre 5 : 10 et 8 : 10. Une proportion plus forte d'alcool fera supposer que la bière a été alcoolisée ou brassée avec addition de sucre.

Maltose. — 20 à 35 pour 100 du poids de l'extrait.

Dextrine. — 30 à 35 pour 100 du poids de l'extrait.

Matières albuminoïdes. — 6 à 8, rarement 10 pour 100 du poids de l'extrait. Au-dessous de 6 pour 100, on peut supposer que la bière a été brassée avec addition de sucre ou de succédanés farineux.

Cendres. — 2.5 à 5 pour 100 du poids de l'extrait. Au-dessous on peut conclure à une addition de succédanés riches en matières minérales (riz, amidon, fécule); au-dessus on pourrait rencontrer du chlorure de sodium, un carbonate alcalin (dose maxima normale 0,08 pour 100 grammes de bière), des antiseptiques minéraux ou des sels provenant de sucre impur.

Acide phosphorique. — 23 à 40 pour 100 du poids des cendres; très ordinairement 30 à 35 pour 100. Beaucoup de cendres contenant peu d'acide phosphorique indiquent presque certainement l'addition de sels minéraux ou de sucre impur.

Acidité. — Le quotient d'acidité moyen pour les bières courantes est de 2 à 4.

Glycérine. — Une teneur supérieure à 0,06 pour 100, permet de conclure à une addition.

RECHERCHE ET DOSAGE DU SUCRE DE FÉCULE ET DU SUCRE DE CANNE DANS LA BIÈRE

On peut reconnaître cette addition à la très faible proportion d'extrait et à la grande richesse en alcool que présente la bière. De petites quantités de sucre ou de sirop de fécule ne peuvent pas être reconnues avec une certitude suffisante. Mais, lorsque ces substances ont été employées en grande quantité, comme c'est le cas général, on peut les reconnaître à la très faible proportion d'extrait et à la grande richesse alcoolique que présente la bière; il est cependant facile de se tromper. La substance dyalisable non fermentescible que renferme le sucre de fécule permet de découvrir sûrement la présence de ce dernier; cette substance dévie à droite le plan de polarisation de la lumière. On soumet à la dialyse un litre de bière, on mélange, avec de la levure lavée, le liquide dialysé et on le fait fermenter. La fermentation achevée, on examine le liquide filtré au polarimètre, on observe alors une déviation à droite dans le cas de la présence du sucre de fécule.

Pour reconnaître le sucre de canne, on étend la bière avec environ 10 parties d'eau, après avoir déterminé exactement sa teneur en sucre agissant sur la liqueur cupro-potassique, puis on la chauffe au bain-marie à 80° pendant à peu près quinze minutes avec quelques gouttes d'acide sulfurique, et on détermine de nouveau la teneur en sucre. Si, après l'inversion, on remarque une importante augmentation de la teneur au sucre, c'est l'indice de la présence du sucre de canne.

RECHERCHE DES ANTISEPTIQUES

Bisulfite de calcium. — Ce sel, s'il n'a été ajouté qu'en petites quantités, est difficile à reconnaître avec certitude. La méthode suivante donne de bons résultats :

Dans une cornue, dont le col, étiré en une pointe étroite, plonge dans un vase contenant une solution d'azotate d'argent, on distille 100 cc. de bière jusqu'à ce qu'on ait recueilli environ 1/3 du liquide. L'anhydride sulfureux qui passe à la distillation, produit dans la solution d'azotate d'argent un précipité blanc soluble dans l'acide azotique.

Haass a indiqué pour le dosage de l'acide sulfureux un procédé qui est basé sur le principe suivant : Si l'on distille l'acide sulfureux dans un courant d'acide carbonique, et qu'on le fasse arriver dans une solution d'iode (5 gr. I, 7,5 KI par litre), il se forme de l'acide sulfurique que l'on précipite par le chlorure de baryum. En multipliant le poids de sulfate de baryte par 0,27468, on a le poids d'acide sulfureux.

Acide salicylique et salicylate de sodium. — On peut découvrir les moindres traces d'acide salicylique de la manière suivante: on additionne 50 à 100 cc. de bière de quelques gouttes d'acide chlorhydrique, et on les agite avec de l'éther, on décante l'éther et on l'abandonne à l'évaporation spontanée, on ajoute alors au résidu 1 goutte d'une solution étendue de perchlorure de fer. La moindre trace d'acide salicylique est décelée par une coloration violette caractéristique.

RECHERCHE DES MATIÈRES COLORANTES

Les substances généralement employées pour colorer la bière, dans les localitées où le public aime les bières foncées, sont le malt fortement torréfié, le caramel, le suc de réglisse, la chicorée.

Les bières colorées avec du caramel ou des substances analogues produisent, lorsqu'on les verse dans un vase incolore, une mousse jaunâtre, tandis que la bière colorée naturellement, même lorsqu'elle est additionnée d'une petite quantité de malt torréfié, donne lieu à une mousse d'un blanc pur.

RECHERCHE DES ALCALOÏDES ET DES PRINCIPES AMERS ÉTRANGERS

On suit pour la recherche de ces substances la méthode indiquée par Dragendorff.

On chauffe au bain-marie 2 litres de la bière suspecte jusqu'à ce que le volume soit réduit de moitié, et au liquide en-

core chaud on ajoute de l'acétate de plomb aussi basique que
possible, tant qu'il se produit un précipité. On sépare rapidement ce dernier par filtration, en évitant aussi complètement que possible le contact de l'acide carbonique de l'air qui
le décompose. Le précipité contient le principe amer du houblon. Au liquide filtré on ajoute encore 40 à 50 gouttes de
gélatine (à 5 pour 100) et on précipite le plomb en excès par
l'acide sulfurique. L'addition de la gélatine a pour but d'assu-
rer le dépôt rapide du précipité. La liqueur, filtrée de nouveau, n'est pas amère, lorsque la bière n'a pas été falsifiée.
On ajoute ensuite au liquide une quantité d'ammoniaque suffisante pour neutraliser tout l'acide sulfurique et une partie
de l'acide acétique, on le réduit par évaporation au bain-marie
à 250 ou 300 cc., puis on ajoute 4 volumes d'alcool absolu
qui précipite la dextrine. On agite vivement, on laisse dépo-
ser vingt-quatre heures dans un lieu frais et on filtre. Après
avoir expulsé la majeure partie de l'alcool par distillation, on
agite le liquide acide successivement avec de l'éther de pétrole, du benzol pur et du chloroforme, puis on répète ce traitement après avoir rendu le liquide alcalin avec l'ammoniaque.

On peut, en se servant de cette méthode, découvrir les
substances suivantes :

Absinthe. — L'éther de pétrole enlève à la liqueur acide
de l'essence d'absinthe reconnaissable à son odeur, et une
partie de l'absinthine. Le résidu se dissout en brun dans l'a-
cide sulfurique concentré ; au contact de l'air humide cette
coloration passe au violet. Par dissolution dans l'acide sulfurique et addition d'un peu de sucre, on obtient un liquide rou-
ge-violet.

Trèfle d'eau. — Le chloroforme dissout dans la solution
acide la ményanthine reconnaissable à son goût. Le résidu

de l'évaporation, chauffé avec de l'acide sulfurique à 10 pour 1000, développe l'odeur du ményanthol.

Quassia. — Le benzol et surtout le chloroforme enlèvent bien la quassine. Le résidu, qui est très amer, se colore en rouge pâle par l'addition d'acide sulfurique et de sucre.

Colchique. — Le benzol et le chloroforme enlèvent la colchicine et la colchicéine, qui se dissolvent en jaune dans l'acide sulfurique concentré ; la solution sulfurique passe au violet, puis au bleu, enfin au vert par l'addition de salpêtre. On obtient la même réaction en dissolvant le résidu dans l'acide azotique ; la coloration verte disparaît au bout de quelque temps ; si l'on sature la solution alcoolique par la potasse caustique, il se produit une coloration rouge persistante.

Coque du Levant. — Le chloroforme dissout la picrotoxine que l'on cherche à obtenir en longues aiguilles solubles en jaune dans l'acide sulfurique. Les cristaux de picrotoxine humectés avec l'acide azotique concentré, évaporés à siccité au bain-marie, additionnés d'acide sulfurique et sursaturés avec de la soude, donnent une couleur rouge brique.

Colocynthine. — On la retrouve dans le résidu d'évaporation du chloroforme. Excessivement amère, elle réduit la liqueur de Fehling, se dissout en rouge dans l'acide sulfurique concentré, en violet dans le réactif de Frœhde.

Salicine. — L'alcool amylique l'extrait de la solution acide. Elle développe, lorsqu'on la chauffe avec du bichromate de potasse et de l'acide sulfurique l'odeur de l'hydrure de salicyle.

Strychnine. — Elle ne peut être extraite que de la liqueur ammoniacale. On la reconnaît à ce que sa solution dans l'acide sulfurique est colorée en bleu par le bicarbonate de potassium.

Aloès. — Pour rechercher l'aloès, il faut employer pour la précipitation l'acétate neutre de plomb et comme dissolvant l'alcool amylique. Le résidu de l'évaporation doit donner des précipités avec le bromure de potassium bromé, l'acétate basique de plomb, et réduit à chaud la liqueur de Fehling et le chlorure d'or.

Acide picrique. — Fleck a indiqué le procédé suivant pour découvrir et doser l'acide picrique dans la bière. On évapore à consistance sirupeuse 500 c. c. de bière à essayer et on mélange le sirop avec 10 volumes d'alcool absolu, on filtre pour séparer le précipité qui a pris naissance, on lave celui-ci aussi complètement que possible et on évapore à sec le liquide alcoolique. On fait bouillir plusieurs fois avec de l'eau le résidu de l'évaporation, jusqu'à ce que l'eau ne se colore plus. On évapore et on traite par l'éther le résidu de l'évaporation. La solution éthérée contient l'acide picrique presque pur. Pour doser ce dernier, on distille l'éther, on traite le résidu par le chloroforme ou le benzol et l'on évapore l'extrait dans une capsule tarée. Dans une bière mélangée de 5 milligrammes d'acide picrique, on peut retrouver de cette façon 3,6 milligrammes de ce dernier.

Buis. — La buxine peut être précipitée par le tannin. On la reconnaîtra aux caractères suivants: Elle n'est colorée ni par l'acide sulfurique ni par l'acide iodique; la potasse la précipite, mais un excès la redissout; l'acide picrique et les réactifs généraux des alcaloïdes la précipitent.

Toutes ces falsifications, que l'on a pu rencontrer, sont aujourd'hui excessivement rares. On n'aurait aucun intérêt à remplacer le houblon par de l'acide picrique, de la strychnine ou du buis; le prix de cette marchandise étant relativement peu élevé et aucune autre substance ne pouvant le remplacer. Aucun produit, en effet, ne peut fournir un principe amer possédant des propriétés aussi précieuses, une essence aromatique se mariant aussi bien avec les principes consti tuants du moût. On ne peut regarder comme une falsification l'addition d'amidons étrangers venant corriger une défectuosité de l'orge employée.

La consommation de la bière va toujours en augmentant. Une statistique récente accusait une consommation totale de 190 millions d'hectolitres, la France en produisant pour sa part 20 millions, tandis que la consommation du vin atteignait seulement 122 millions. Ces chiffres ont leur éloquence et suffisent à prouver l'intérêt que présente cette industrie véritablement chimique.

MÉDICAMENTS PRÉPARÉS AVEC LA BIÈRE

La bière est un dissolvant que la médecine emploie rarement ; mais on peut la considérer elle-même comme un médicament.

Les bières médicinales portent le nom de *brutolés*. On les prépare généralement au moment, au besoin en faisant macérer trois ou quatre jours avec la bière les substances dans un vase fermé.

La seule bière médicinale inscrite au Codex est la bière antiscorbutique, ou sapinette.

On prend :

Bourgeons de sapins secs	30
Feuilles récentes de cochléaria	30
Racines fraîches de raifort	60
Bière récente	2000

On introduit le tout dans un mâtras et on laisse macérer pendant quatre jours en agitant de temps en temps. On passe avec expression et on filtre (Codex).

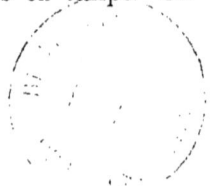

OUVRAGES CONSULTÉS

Journal de Pharmacie et de Chimie.
Comptes rendus du laboratoire de Carlsberg.
Bulletin de l'Académie des sciences.
Annales de l'Institut Pasteur.
Journal des Brasseurs.
Chimie industrielle de Payen.
Dictionnaire encyclopédique des sciences médicales.
Revue des industries chimiques.
Études sur la bière de Pasteur.

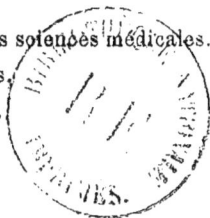

57

mpliance